RECHERCHES

SUR

la Composition et les Propriétés médicales 1° des différentes sortes commerciales de capsules de pavot blanc grosses, moyennes et petites; 2° de la plante entière, de ses parties et des capsules aux différentes phases de leur végétation,

PAR

VICTOR MEUREIN,

Pharmacien de l'école spéciale de Paris, Bachelier ès-lettres et ès-sciences, Président de Société centrale de médecine du département du Nord, Correspondant de la Société de Pharmacie de Paris, Lauréat et Correspondant de la Société de Médecine, Pharmacie et Chirurgie de Toulouse.

LILLE.

IMPRIMERIE DE LEFEBVRE-DUCROCQ. PLACE DU THÉATRE 36.

1853.

RECHERCHES

SUR

la Composition et les Propriétés médicales 1° des différentes sortes commerciales de capsules de pavot blanc grosses, moyennes et petites; 2° de la plante entière, de ses parties et des capsules aux différentes phases de leur végétation,

PAR

VICTOR MEUREIN,

Pharmacien de l'école spéciale de Paris, Bachelier ès-lettres et ès-sciences, Président de la Société centrale de médecine du département du Nord, Correspondant de la Société de Pharmacie de Paris, Lauréat et Correspondant de la Société de Médecine, Pharmacie et Chirurgie de Toulouse.

L'opium est incontestablement un des agents les plus précieux de la matière médicale ; aussi, depuis longtemps a-t-il attiré l'attention des médecins et des chimistes qui se sont efforcés, par leurs études cliniques et de laboratoire, de déterminer ses propriétés et sa composition. Malgré les travaux importants dont il a été l'objet, il reste encore beaucoup d'obscurité et de vague, tant sur la nature et les propriétés physiques et chimiques des composés multiples qui le constituent, que sur son action thérapeutique si générale, si uniforme et si constante, quand on ne la considère qu'au point de vue hynoptique et anesthésique; mais si variée, si bizarre, si étonnante sous le rapport des modifications qu'il apporte dans l'accomplissement des fonctions organiques et des phénomènes physiologiques, selon les doses et le mode d'administration.

La découverte des alcaloïdes auxquels on a attribué, avec assez de raison, les propriétés de l'opium, à cause de l'analogie d'action que l'expérience a permis de constater entre eux, offre aux praticiens le moyen de substituer une thérapeutique rationnelle à l'empirisme inhérent nécessairement à l'emploi du narcotique en nature, ou des différentes préparations pharmaceutiqnes dont il est la base. On constate facilement la pureté des alcaloïdes de l'opium, ainsi que celles de leurs combinaisons salines, on les dose avec une précision mathématique; par suite, il est plus facile de mieux observer leurs effets sur l'organisme, soit comme médicaments, soit comme poisons; les études de thérapeutique et de toxicologie comparées sont plus positives et plus profitables.

Mais, malgré ces avantages incontestables, il n'est malheureusement pas toujours possible de préférer cette conduite rationnelle, en excluant formellement les anciennes préparations opiacées officinales. En effet, comme le dit M. Orfila, dans son traité de toxicologie : « Il n'est aucune des matières contenues dans l'opium dont l'action représente à elle seule, ni à beaucoup près, celle qu'il exerce sur l'économie animale. » C'est en expérimentant l'opium en nature que d'abord on lui a reconnu les propriétés qui lui ont fait prendre parmi les agents de la matière médicale un rang si élevé; puis dans le but de modifier certaines de ces propriétés, pour les amoindrir ou les augmenter, on l'a associé à différentes autres substances, et on a ainsi formulé des préparations variées qui ont traversé le temps et les systèmes médicaux, florissant à diverses époques, sans en éprouver aucune modification.

S'il en a été ainsi, ce n'est pas à cause d'un respect exagéré pour les travaux et les découvertes de l'antiquité ; loin de là, l'attrait de la nouveauté, et la tendance au dénigrement ont trop de prise sur notre nature pour ne pas pousser notre orgueil à condamner ce que nos précurseurs, dans la voie des progrès, nous ont laissé de bon, mais c'est parce que ces médicaments ont leur raison d'être basée sur les services qu'ils ont rendus et qu'eux seuls pouvaient rendre dans des circonstances données. Aussi, malgré les assertions des différents auteurs, tous les cliniciens habiles, tous les expérimentateurs instruits et de bonne foi, ont bien souvent reconnu une différence d'action entre l'opium et ses composés, entre l'opium, ses alcaloïdes et leurs sels ; dans beaucoup de cas, ces nuances sont faibles, mais elle n'en existent pas moins, le tout est de savoir les apprécier afin d'en faire profiter la médecine.

Il n'y a rien d'étonnant, du reste, qu'il en soit ainsi ; car de ce que dans un grand nombre de céréales le gluten, principe azoté, est essentiellement assimilable et réparateur, pourra-t-on conclure que c'est exclusivement à ce corps que cet graines doivent leurs propriétés nutritives, et l'isolera-t-on de l'amidon, de la cellulose et des principes gras qui y sons contenus, pour en faire la base de l'alimentation ? Les expériences physiologiques de MM. Magendie, Cl. Bernard et d'autres savants ont suffisamment mis en évidence les résultats désastreux qu'on obtiendrait en entrant dans cette voie. Il est bon de rechercher la simplification et d'y avoir recours quand elle n'est pas une destruction et qu'elle réalise un véritable progrès ; sans cela, mieux vaut conserver quelque chose qui laisse à désirer, cependant, sous certains rapports, mais dont le temps et l'usage ont constaté les avantages, que de s'exposer à la déception qui est trop souvent la conséquence d'une théorie plus ou moins ingénieuse, plus ou moins rationnelle, mais exclusive et nouvelle.

Parmi les compositions pharmaceutiques dont l'opium est la base, il en est une excessivement précieuse, surtout dans la médecine des enfants et pour la préparation de laquelle il y a malheureusement dans la pharmacie française une anarchie vraiment déplorable, je veux parler du sirop diacode.

Le codex le formule ainsi :

Extrait hydro-alcoolique de pavot..	16	grammes.
Eau pure	125	id.
Sirop simple.	1500	id.

Faites dissoudre l'extrait dans l'eau, filtrez la dissolution, ajoutez-la au sirop bouillant et faite cuire en consistance de sirop.

Chaque once de ce sirop de pavot, contient six grains d'extrait.

Comme on le voit, le codex a tenu compte des observations judicieuses de M. Andral, qui a constaté par un grand nombre d'observations cliniques la supériorité d'action de l'extrait hydro-alcoolique sur toutes les autres préparations du pavot blanc.

Mais le codex n'indique pas si l'extrait doit être sec ou mou, ce qui peut en moyenne apporter une différence de 15 p. °/₀ en plus ou en moins dans la proportion de cet extrait au sirop.

Quant à la proportion de six grains par once donnée par le codex, elle est assez exacte, car en supposant l'extrait sec, elle serait rigoureusement de 0,346 milligrammes pour 31 grammes 25 centigrammes si cet extrait était complètement soluble dans l'eau, mais en déduisant la partie résinoïde insoluble restée sur le filtre (qu'il faut avoir soin de laver avec un peu d'eau distillée pure après la filtration de la solution extractive), elle est de 0,333 pour 31,25.

Le codex désigne l'espèce de pavot qu'il faut employer pour la préparation de l'extrait, c'est le *papaver somniferum*, variété *album*. Mais parmi les deux sous-variétés *longum* et *rotundum* ou *depressum*, laquelle faut-il choisir ? Ce choix est laissé à l'arbitraire : Or, d'après les expériences de M. Aubergier, il paraîtrait que la sous-variété à capsules longues cultivée dans le nord pour les besoins de la médecine, renferme plus de morphine que celle à capsules rondes cultivée dans le midi ; donc, en employant indistinctement à la préparation du sirop un extrait obtenu des capsules de l'une ou de l'autre sous-variété, on aura un produit doué de propriétés plus ou moins énergiques, ce qui, dans la pratique, peut avoir certains inconvénients, qu'il ne faut cependant pas exagérer; car rarement, presque jamais j'oserai même dire , d'après le résultat de mes observations, le sirop diacode, vraiment préparé avec l'extrait de pavot blanc, ne détermine le narcotisme, même chez des enfants nouveau-nés. Pourquoi ? on ne peut le dire précisément; mais c'est justement à cause de ce genre d'action seulement calmante et légèrement hypnotique, que le sirop diacode est avantageux dans la médecine des enfants, et qu'il ne peut être remplacé sans danger, malgré le défaut d'identité de sa composition par l'opium du pavot somnifère *brun pourpre*, comme le proposent MM. Trousseau et Pidoux, dans leur *Traité de thérapeutique et de matière médicale*. Cette substitution, outre le danger qu'elle offrirait à cause de l'énergie d'action de la nouvelle préparation, ne ferait pas disparaître l'inconvénient signalé par ces auteurs , car la différence de composition des opiums, quelle qu'en soit l'espèce ou la provenance, se remarque tout aussi fréquemment que celle des extraits de pavot blanc.

Presque tous les praticiens ont observé la facilité et la fréquence du narcotisme produit chez les très-jeunes enfants par des doses excessivement faibles d'opium ou de ses composés. Ainsi, une seule goutte de laudanum de sydenham a suffi dans bien des cas pour causer cet effet ; la teinture d'extrait d'opium, le sirop d'opium, les sirops de sels de morphine ont été suivis de résultats semblables. C'est surtout dans les villes manufacturières comme Lille, par exemple, où la population ouvrière si nombreuse est surchargée d'enfants, que les médecins ont pu remarquer les effets désastreux des opiacés. Les ouvriers, accablés de fatigue par leurs travaux du jour, avaient la funeste coutume de donner à leurs enfants à l'entrée de la nuit, une certaine dose de *thériaque*, afin de les faire dormir et de pouvoir reposer eux-mêmes pendant ce sommeil artificiel. Parmi ces jeunes consommateurs d'opium, un grand nombre ne se sont plus réveillés; les autres, passionnés pour le narcotique comme des turcs ou des chinois, s'élançaient avec une avide impatience, malgré son goût détestable, vers leur ration de chaque soir ; ils portaient empreint sur la physionomie le cachet de la mauvaise habitude que leurs parents leur avaient fait contracter : pâleur de la face, regard hébêté, fatigue générale, torpeur, maigreur de tout le corps résultant du trouble constant des digestions, consomption, mort précoce; tel était le triste apanage de ces jeunes êtres placés en outre au début de la vie dans les conditions hygiéniques les plus défavorables. Heureusement la sollicitude et les sages conseils des médecins et des pharmaciens sont parvenus à faire disparaître à peu près complètement aujourd'hui cet usage barbare et meurtrier, ayant sa source dans l'ignorance du danger auquel étaient exposés ces enfants ; car le sentiment maternel a généralement parmi les ouvriers, d'autant plus de force que la mère donne elle-même et seule à son enfant tous les soins qu'il réclame, sa position lui interdisant d'avoir recours aux services mercenaires d'une nourrice.

Il y a ordinairement dans le commerce, trois sortes de capsules de pavot : les grosses, les moyennes et les petites; le prix de chacune de ces sortes est différent. Aussi comme le codex n'indique pas celle qui doit servir à la préparation de l'extrait, beaucoup de pharmaciens emploient les petites capsules, voire même les capsules avariées ou tarées comme étant moins chères et ne pouvant être vendues entières dans les officines. Cependant, il était permis de présumer que les extraits préparés exclusivement avec chacune de ces sortes, n'auraient ni la même composition, ni la même énergie d'action, par suite propriétés différentes pour les sirops dont ils sont le principe actif.

Enfin, dans une officine, le sirop diacode se fait en ajoutant à 30 grammes de sirop simple, 25 milligrammes d'extrait d'opium ; dans une autre, on emploie l'extrait aqueux de capsules quelconques de pavot blanc mou ou sec à la dose de 30 centigrammes pour 30 grammes de sirop; dans celle-ci, on fait servir directement à la préparation du sirop l'infusion filtrée ou le macéré d'une quantité déterminée de capsules ; dans celle-là on a recours à la décoction des capsules et à la clarification au moyen de l'albumine animale ; ici, c'est un extrait hydroalcoolique fluide comme l'eau ; là, un extrait plus consistant. Voilà, sans exagération aucune, la vérité relativement à la préparation d'un médicament aussi important que le sirop diacode.

MM. Trousseau et Pidoux, qui font autorité en matière médicale et en thérapeutique, ont encore contribué, malgré eux bien certainement, à augmenter l'incertitude des praticiens en disant dans leur *Traité*, tome II, page 42 : « *Le sirop diacode* contient 30 centigrammes (6 grains) d'opium indigène pour 30 grammes (1 once). Quand il est convenablement préparé, il est plus actif que le sirop thébaïque. On le donne pur, ou bien il sert à édulcorer les potions. Il doit être remplacé par le sirop d'opium. » Et plus haut, p. 9, ils disent : « On fait avec les capsules de pavot un sirop connu sous le nom de *sirop diacode* (sirop de pavot blanc), que le codex formule ainsi :.....»

On conçoit facilement qu'une semblable anarchie et un tel cahos ne peuvent durer sans plonger cet agent thérapeutique dans le discrédit le plus complet. Cette conséquence fatale s'est déjà produite du reste; il suffit, pour le constater, de demander à beaucoup de médecins ce qu'ils pensent des propriétés du sirop diacode. Pour les uns, c'est un médicament dangereux ; pour d'autres, il est inerte et placé sur la même ligne que le sirop simple ou le sirop de capillaire ; pour presque tous, un objet de défiance. Eh bien ! je le demande, est-on ainsi sur la voie d'une restauration pharmaceutique qui ne peut se produire qu'en affermissant, par une identité constante et générale de composition et par suite de propriétés, la confiance des médecins si fortement ébranlée à l'égard des médicaments, et leur foi si faible pour des motifs que je crois avoir signalés ailleurs.

Dans un pareil état de choses, le but que je me suis proposé a été de chercher à régulariser et à rendre partout uniforme la préparation du sirop diacode, en essayant de jeter quelque lumière sur certaines parties d'un sujet encore resté obscur.

Pour cela, j'ai tâché de déterminer par une suite nombreuse d'expériences : 1.° la quantité d'extrait hydroalcoolique fournie par un même nombre de capsules de pavot blanc grosses, moyennes et petites, ainsi que la quantité d'extrait hydroalcoolique et d'extrait aqueux, fournie par des poids égaux de ces différentes capsules ;

2.° La composition de chacun de ces extraits ;

3.° Leurs propriétés calmantes et hypnotiques comparatives, au moyen d'expériences cliniques ;

4.° La composition de la plante entière de pavot blanc, de ses parties et de ses capsules récoltées aux différentes phases de leur développement.

Je vais indiquer le mode opératoire suivi dans chaque série d'expériences ; puis, je présenterai les résultats obtenus dans des tableaux synoptiques, afin d'éviter des redites fastidieuses de nature, peut-être, à nuire à leur lucidité et à leur intelligence.

Le *papaver somniferum, album, longum* est celui dont j'ai toujours employé les capsules.

Première Série.

Dans cette première série d'expériences, je me suis proposé de déterminer la quantité absolue de principes extractifs que peuvent fournir les capsules grosses, les moyennes et les petites, ainsi que leurs différentes parties. Pour cela, j'ai pris cent capsules entières de chacune de ces sortes, je les ai pesées séparément ; puis, après les avoir brisées avec la main, j'ai rassemblé avec soin les débris des péricarpes, les vestiges des stigmates, les disques et les semences ; j'ai déterminé le poids de chacune de ces parties du fruit complet ; et, afin de les dessécher d'une manière absolue, je les ai portées dans une étuve dont la température a été élevée progressivement à 100 degrés centigrades. Après l'évaporation de toute l'eau hygrométrique, une nouvelle pesée me fit connaître la quantité de cette eau.

Alors, j'ai réduit séparément en poudre grossière les péricarpes, les disques et les stigmates, et je les ai épuisés de leurs principes solubles par trois macérations successives de cinq jours chacune, dans l'alcool à 21° cartier. Après chaque macération, le tout a été enfermé dans un sac de coutil très-fort et soumis à l'action d'une presse à vis en fer, d'une puissance de 2 à 3,000 kilogrammes, et le sac lavé après chaque expression avec le nouvel alcool destiné à être reversé sur le marc. Ensuite, les alcoolés ont été réunis et distillés au bain-marie pour retirer l'alcool ; le liquide trouble restant a été filtré pour en séparer une abondante quantité de chlorophylle et de matière gommo-résineuse en suspension, puis évaporé à siccité au bain-marie. Les différents extraits ainsi obtenus ont été détachés du bain-marie par percussion, pesés aussitôt et conservés dans des vases bien bouchés, parce qu'ils sont très diliquescents.

Le marc de chaque partie épuisée par l'alcool a été desséché à une douce température et épuisé par trois macérations successives dans l'eau froide, pure, de toutes les substances solubles dans ce liquide. Les macérés réunis et filtrés ont été évaporés au bain-marie jusqu'à siccité, puis l'extrait gommeux pesé dans le bain-marie même, détaché et conservé.

Je ferai observer que pour épuiser complètement les capsules de pavot de leurs principes solubles, soit dans l'eau, soit dans l'alcool, il vaut mieux avoir recours à l'emploi d'une presse qu'à la lixiviation par déplacement; car d'après ce second mode opératoire, la solution des principes contenus dans les cellules se fait par endosmose et exosmose, mais d'une manière lente et jamais complète. Ce qui le prouve, c'est que si, à l'instant où le liquide passe clair et incolore par la douille de l'appareil, on arrête l'écoulement en fermant le robinet, et qu'on l'ouvre de nouveau après quelques heures, la liqueur est redevenue colorée par les principes qu'elle a dissous. Au moyen de la presse, au contraire, la solution extractive contenue dans les cellules entières en est chassée violemment, soit par suite de la déchirure des parois intercellulaires, soit par la transsudation forcée au travers de ces mêmes parois.

Les extraits ont toujours été amenés à l'état sec et cassant, parce qu'alors, leur composition est plus constante et qu'ils sont plus facilement comparables entre eux.

Tableau 1.

100 capsules de pavot grosses pesant 988 grammes sont composées de	Poids en grammes.	Rapport en centièmes de chaque partie aux capsules entières.	Desséchées.	Eau hygrométrique °/o.	Extrait hydroalcoolique sec.	Rapport en centièmes de l'extrait à la partie sèche.	Extrait aqueux sec du marc épuisé.	En centièmes.
Semences.........	402	4,068	375	6,60	» »	» »	» »	»
Péricarpes privés de disques et de stigm.	510	51,64	433	15,00	50,0	11,54	38,0	8,7
Stigmates ..«	43	4,34	36	16,20	2,0	5,50	3,0	8,3
Disques...........	33	3,34	27	18,10	1,0	4,00	1,7	6,5
	988	100,00	871	» »	53,0	» »	42,7	»

Tableau 2.

100 capsules moyennes pesant 775 grammes sont composées de	Poids en grammes.	Rapport en centièmes de chaque partie aux capsules entières.	Desséchées.	Eau hygrométrique °/o.	Extrait hydroalcoolique sec.	Rapport en centièmes de l'extrait à la partie sèche.	Extrait aqueux sec du marc épuisé.	En centièmes.
Semences.........	343	45,43	331	6,60	» »	» »	» »	»
Péricarpes privés de disques et de stigm.	356	47,16	314	11,56	39,00	12,40	35,00	11,1
Stigmates.........	32	4,24	27	15,60	1,48	5,50	1,89	7,0
Disques...........	24	3,17	20	16,60	1,00	5,00	1,36	6,8
	775	100,00	712	» »	41,48	» »	38,25	»

Tableau 3.

100 capsules petites pesant 360 grammes sont composées de	Poids en grammes.	Rapport en centièmes de chaque partie aux capsules entières.	Desséchées.	Eau hygrométrique °/o.	Extrait hydroalcoolique sec.	Rapport en centièmes de l'extrait à la partie sèche.	Extrait aqueux sec du marc épuisé.	En centièmes.
Semences.........	163	45,28	153,0	6,60	» »	» »	» »	»
Péricarpes privés de disques et de stigm.	169	46,94	140,0	17,00	11,90	8,50	18,10	13,5
Stigmates.........	18	5,00	16,6	8,00	0,90	5,40	1,16	7,0
Disques...........	10	2,78	9,0	10,00	0,36	4,00	0,54	6,0
	360	100,00	318,6	» »	13,16	» »	19,80	»

Deuxième Série.

Tableau 4.

100 capsules de pavot petites pesant 545 grammes sont composées de		Desséchées.	Eau hyg. °/o				Morphine.
Semences........	263	»	»				
Péricarpes privés de disq. et de stig.	239	207	13,3	103,5	extr aqueux.	28 gr.	0,16
					extrait hydr-alc. du marc.	4 gr.	traces.
				103,5	ext hyd. alc.	12 gr.	0,16
					extr. aqueux du marc.....	18 gr.	0,018
Stigmates........	25	23	8,0				
Disques.........:.	18	16	11,1				
	545	246	»				

Dans cette série, j'ai eu pour but de déterminer rigoureusement la quantité d'extrait aqueux et d'extrait hydroalcoolique que les péricarpes seuls peuvent fournir, étant épuisés par l'eau et par l'alcool à 21°.

Pour cela, j'ai réduit en poudre grossière les 207 grammes de péricarpes desséchés et j'ai partagé cette poudre en deux parties égales de 103,5 grammes chacune.

L'une de ces parties a été épuisée par trois macérations successives dans l'eau pure en suivant les procédés déjà indiqués (chaque macération a été prolongée pendant vingt-quatre heures). Le liquide provenant de chaque macération ayant été évaporé séparément au bain-marie jusqu'à siccité, j'ai obtenu :

Pour le premier macéré,	extrait sec.		25	grammes.
Pour le deuxième	id.	id.	2	id.
Pour le troisième	id.	id.	1	id.
			28	

Cette première partie a donc fourni 28 grammes d'extrait aqueux sec ; le marc desséché et épuisé par trois macérations dans l'alcool à 21°, a donné 4 grammes d'extrait sec. En somme 32 grammes de principes extractifs.

L'autre partie épuisée par trois macérations (de cinq jours chacune) dans l'alcool à 21°, a donné 12 gr. d'extrait sec.

Le marc séché complètement et épuisé par trois macérations dans l'eau pure, a fourni 18 grammes d'extrait sec. En somme, 30 grammes de principes extractifs.

Si nous comparons la quantité totale d'extrait obtenue de part et d'autre, nous avons, d'un côté, 32 gr., de l'autre, 30 grammes seulement. Cette différence de 2 grammes doit être attribuée à l'albumine végétale qui a été dissoute par l'eau quand la poudre a été traitée d'abord par ce liquide, et qui n'a pu l'être quand le traitement par l'eau a été précédé de celui par l'alcool qui, en déshydratant l'albumine végétale, l'a rendue insoluble postérieurement. Ce qui confirme cette explication, c'est que les 2 grammes d'albumine végétale se sont trouvés dans les 25 grammes d'extrait fourni par la première macération aqueuse.

La solution de l'extrait aqueux privée d'albumine a été concentrée par évaporation au bain-marie jusqu'à 50 gr. et additionnée de 50 grammes d'alcool à 90^0 centésimaux, qui a précipité une grande partie de la gomme ; le tout a alors été jeté sur un tissu de coton très-fin, et le marc soumis à une forte expression. Le liquide clair, évaporé à siccité au bain-marie, a donné 18 grammes d'extrait ; la gomme restée sur la toile desséchée à l'étuve pesait 8 grammes.

Les 18 grammes d'extrait aqueux du marc, épuisé préalablement par l'alcool, ont été dissous à chaud dans 40 grammes d'eau pure, et la solution additionnée de 40 grammes d'alcool à 90 ; par filtration, évaporation et dessication, j'ai obtenu extrait hydroalcoolique sec, 10 grammes ; gomme, 8 grammes.

D'après ce qui précède, on voit que la quantité de gomme dissoute est égale des deux côtés, et qu'en ajoutant les 18 grammes d'extrait hydroalcoolique de l'extrait aqueux, aux 4 grammes d'extrait hydroalcoolique du marc épuisé par l'eau, on a 22 grammes d'extrait sec d'une part; et de l'autre, en ajoutant les 12 grammes d'extrait hydroalcoolique aux 10 grammes d'extrait hydroalcoolique de l'extrait aqueux du marc épuisé par l'alcool, on a aussi 22 grammes également.

Nous aurons plus tard des conclusions à tirer de ces faits.

Dans les séries suivantes, je me suis surtout attaché à déterminer outre la quantité d'extrait obtenue par différents menstrues, la composition relative de ces extraits sous le rapport des principes inertes et actifs qu'ils contiennent. Pour cela j'ai fait dissoudre à chaud, dans une quantité d'eau pure toujours égale au double du poids de l'extrait, une quantité constante de chaque extrait sec aqueux ou hydro-alcoolique, et j'ai traité cette dissolution à chaud aussi par un grand excès d'alcool à 90, très-légèrement acidulé par l'acide hydrochlorique, qui en a précipité de la gomme et du mucilage plus ou moins colorés. Le liquide clair refroidi a été décanté et le précipité, épuisé par l'alcool bouillant, a été soumis à l'expression dans un tissu de coton très-serré; l'alcool provenant de ce second traitement a été ajouté au premier, puis le mélange filtré, évaporé au bain-marie, presqu'à siccité dans une capsule de porcelaine. Cet extrait a été redissous dans l'eau froide qui en a séparé de la chlorophylle, et une matière résinoïde très-colorée; la solution aqueuse décantée a été évaporée aussi au bain-marie et traitée, lorsqu'elle a été suffisamment concentrée, par de l'ammoniaque liquide en excès; l'action de la chaleur a été continuée encore un peu de temps après l'addition de l'alcali, afin d'en volatiliser l'excès. Après le refroidissement du liquide, et un repos de vingt-quatre heures, il s'était formé un dépôt grisâtre qui a été séparé par le filtre, lavé à l'alcool faible, puis épuisé, par l'alcool rectifié bouillant, de tous les principes solubles dans ce menstrue; les différentes parties de la solution alcoolique réunies ont été évaporées à siccité, puis le résidu pulvérisé et épuisé par l'éther sulfurique bouillant, et ensuite desséché et pesé exactement.

Pendant cette suite de manipulations, les précautions les plus minutieuses ont toujours été prises pour éviter la perte des principes actifs.

Tous les extraits de pavots traités comme je viens de le dire, m'ont donné de la morphine et de la narcotine en faible quantité, il est vrai; c'est la faible proportion d'alcaloïdes obtenue qui m'a engagé à expérimenter les procédés de différents auteurs; entre autres celui de M. *Tilloy* de Dijon, qui consiste à précipiter la solution de l'extrait alcoolique par la magnésie caustique, etc... Celui de M. *Lassaigne*, qui, par le sous-acétate de plomb liquide, précipite la gomme, la résine, les principes colorants, l'acide mécanique, en laissant en solution dans le liquide à l'état d'acétates, différents alcaloïdes qui sont mis ensuite en liberté par l'ammoniaque et repris par l'alcool à 90 bouillant; celui de M. *Dublanc*, qui sépare la morphine à l'état de tannate de morphine, en versant dans le liquide qui la contient une quantité suffisante de teinture alcoolique de noix de galle; celui de M. *Couerde*, prescrit par le codex; celui qu'indique M. *Gerhardt*, qui emploi le carbonate neutre de soude, comme agent précipitant; enfin, celui de MM. *Pelletier*, *Bouchardat* et *Buchner*, qui consiste à précipiter par le bi-iodure de potassium, les alcaloïdes contenus en dissolution dans un liquide, soit isolés, soit combinés à certains acides; dans ce cas, le précipité est formé d'iodure d'iodhydrate d'alcaloïdes, d'après M. Bouchardat, ou bien d'iodures iodurés, d'après Pelletier, Berzélius, Buchner. Après avoir constaté pendant la suite des opérations les avantages et les inconvénients de ces divers procédés, je me suis arreté de préférence au dernier, comme étant d'une sensibilité excessive et permettant de mettre en évidence des traces infinitésimales d'alcaloïdes.

Comme les analyses rigoureuses, en opérant d'après l'une ou l'autre des méthodes que je viens d'énumérer, sont longues et compliquées; comme de plus, les extraits de pavot ne contiennent souvent que très-peu de morphine pure, j'ai cherché à employer une solution tirée de bi-iodure de potassium comme liqueur d'épreuve des alcaloïdes en dissolution. J'avais remarqué en effet que la quantité de bi-iodure de potassium nécessaire pour précipiter toute la morphine contenue dans la solution d'un sel pur de cette base, était proportionnelle à la quantité de l'alcaloïde; ce dont il est facile de se convaincre en traitant le précipité, brun marron, d'iodure d'iodhydrate de morphine, par l'eau légèrement acidulée par l'acide sulfurique, et la grenaille de zinc ou la limaille de fer, à une température de 60° environ, prolongée assez de temps pour que le liquide devienne incolore et transparent, par suite de la transformation du précipité ci-dessus en iodure double de morphine et de zinc ou de fer soluble, décomposant cette solution à chaud par un léger excès d'ammoniaque liquide, recueillant le précipité formé d'oxide de zinc ou de fer et de morphine, séchant et séparant cette dernière par l'alcool rectifié bouillant; et enfin, pesant la morphine cristallisée abandonnée par le refroidissement et l'évaporation spontanée de l'alcool.

La solution de bi-iodure de potassium dont je me suis servi a toujours été préparée ainsi : iodure de potassium et iode, de chaque 30 grammes ; eau pure 60 grammes. Laissez en contact pendant douze heures, en agitant de temps en temps le mélange, puis ajoutez : eau pure 300 grammes. Mélangez, laissez reposer et décantez (*).

Pour titrer cette dissolution destinée à déterminer la quantité de morphine contenue dans les extraits de pavot, voici comment j'ai opéré.

J'ai recherché, par un des procédés décrits plus haut, la quantité de morphine contenue dans 100 grammes d'extrait hydroalcoolique sec de capsules de pavot grosses. Cette quantité a été de 2 grammes 25 centigrammes. J'ai pris 10 grammes du même extrait que j'ai épuisé complètement de tous les principes solubles dans l'alcool bouillant; les dissolutions alcooliques ont été évaporées à siccité, et le résidu redissous dans 60 grammes d'eau pure froide qui en a précipité une matière narcotico-résinoïde noire, laquelle, après un peu de temps, s'est attachée au fond et aux parois

(*) Je ferai observer que cette solution ne doit jamais être préparée longtemps à l'avance; car, par suite de réactions particulières qui se produisent pendant sa conservation, elle ne se comporte plus avec le alcaloïdes d'une manière identique à celle qu'on avait d'abord remarquée

de la capsule en laissant le liquide superposé parfaitement transparent. J'ai introduit ce liquide dans une bouteille en verre blanc ; la capsule a été lavée avec une faible quantité d'eau ajoutée ensuite à la première solution. D'autre part, j'ai empli de la solution de bi-iodure de potassium une petite bouteille bouchée à l'émeri ; je l'ai pesée exactement et j'ai versé avec ce vase la solution d'iodure de potassium, goutte à goutte, dans la solution extractive, en ayant soin à chaque addition de liqueur d'agiter vivement comme dans les essais d'argent par la voie humide, afin de faciliter la réaction et d'obtenir un précipité plus consistant, se séparant mieux du liquide clair. D'abord le précipité fut floconneux, caillebotté, jaunâtre foncé, plus ou moins dense que le liquide au sein duquel il se produisait, formé d'une combinaison définie d'iode et d'alcaloïde. Mais, plus tard, par suite de l'addition de nouvelles quantités d'iodure, le précipité se fonça de plus en plus en couleur et finit par s'agglomérer en une masse noire, poisseuse, composée de bi-iodure d'alcaloïdes et d'une combinaison ou d'un mélange d'iode et de matière résineuse colorante, à peu près indécomposable par le zinc et l'eau acidulée. Quand une nouvelle addition d'iodure ne produisit plus de précipité, je pesai de nouveau le vase contenant la liqueur d'épreuve, et la différence entre ce poids et le poids primitif indiquait la quantité de solution d'iodure employée pour précipiter 2 grammes 25 centigrammes de morphine. Cette liqueur avait précipité d'autres alcaloïdes que la morphine ; car, si avec un sel pur de morphine ou d'une autre base organique le précipité formé par le bi-iodure de potassium est cristallisable, preuve irrécusable de l'existence d'un composé à proportions définies, il n'en est pas de même avec l'extrait de pavot, ni même avec la solution d'extrait gommeux d'opium ; mais comme les 10 grammes d'extrait employés contenaient 225 milligrammes de morphine, et comme les principes constituants des différents extraits de pavot sont à peu de chose près les mêmes et ne varient que par la quantité, on peut penser avec assez de probabilité qu'un multiple ou un sous-multiple de la quantité de liqueur d'épreuve indiquera, dans une solution d'extrait de pavot, une proportion de morphine multiple ou sous-multiple de 225 milligrammes. C'est ce que l'analyse du précipité a confirmé.

Ce degré d'approximation me suffisait pour le but que je me proposais d'atteindre dans mes recherches.

Avant de traiter par le bi-iodure de potassium la solution d'un extrait de pavot aqueux ou hydroalcoolique, j'en ai toujours précipité tous les principes gommeux par l'alcool, parce que leur présence empêche le précipité de s'agglomérer et le maintient en suspension dans le liquide qui est très-longtemps à s'éclaircir, et l'essai demande ainsi un temps considérable. Du reste, je me suis assuré que ces principes gommeux précipités par l'alcool ne contenaient pas même de traces d'alcaloïdes.

C'est en employant ce procédé que j'ai classé les différents extraits de pavot provenant de capsules grosses, moyennes ou petites, ou bien de leurs différentes parties, ainsi que ceux fournis par la plante entière, avant et pendant la floraison, par les capsules, les tiges et les feuilles séparées, et récoltées à des époques plus ou moins avancées de la végétation.

Troisième Série.

Tableau 5.

100 parties en poids de pavots très-gros (pes. 1480 gr. le 100) sont composées de

	°/₀ de caps. en poids.	Eau °/₀ sec.	Extr. aq. °/₀			Extrait hyd. alc. sec °/₀		
Semences	48,51							
Péricarpes. Stigmates. Disques.	51,49	8,25	22,74	Extr. hyd. alc sec..	11,32	16,73	Extr. gommeux sec.	10,04
				Gomme et mucilage.	11,42		Extr. alcoolique sec.	6,69
Album. et fécule verte...			1,88	Chlorophylle et résine		1,85		
Extr. hyd. alc. du marc.			2,14	Extrait aqueux du marc....		8,58	Extr. hydr. alc. sec..	2,14
							Gomme et mucilage..	6,44
			26,76			27,1		

L'extrait de pavot blanc hydroalcoolique mou, de consistance pilulaire, contient en moyenne : eau 15 °/₀.

100 grammes d'extrait hydroalcoolique sec, de capsules de pavot grosses, ont donné 2,25 de morphine.

Tableau 6.

100 parties en poids de pavots moyens (pesant 882 gr. le 100) sont composées de

	°/₀ de caps. en poids.	Eau °/₀	Extr. aq. sec. °/₀			Extrait hyd. alc. sec °/₀		
Semences	49,21							
Péricarpes. Stigmates . Disques. . .	50,79	11,82	19,49	Extr. hyd. alc. sec. . Gomme et mucilage .	10,89 8,60	11,13	Extr. gommeux sec. Extr. alcoolique....	6,02 5,11
Album. et fécule verte . .			2,02	Chlorophylle et résine		2,00		
Extr. hyd. alc. du marc.			2,12	Extr. aqueux du marc		9,36	Extr hydr. alc. sec . . Gomme et mucilage. . .	2,02 7,34
			23,63			22,49		

100 grammes d'extrait hydroalcoolique sec, de capsules de pavot moyennes, ont donné 1,80 de morphine.

Tableau 7.

100 part. de caps. par. pet. (pes. 377 g. le 100) sont composées de

		Eau °/₀	Extr. aq. sec °/₀			Ext. hyd. alc. sec °/₀		
Semences . . .	43,77							
Péricarpes. Stigmates . Disques. . .	56,23	15,13	20,22	Extr. hyd. alc. sec. . . Gomme et mucilage.	9,65 10,57	12,50	Extr. gomm. sec.... Extr. alcool. sec....	6,61 5,89
Album. et fécule verte . .			2,10	Chlorophylle et résine .		1,56		
Extr. hydr. alc. du marc			2,27	Extr. aq. du marc.....		9,21	Ext hyd. alcool sec. Gomme et mucilage. .	1,81 7,40
			24,59			23,27		

100 grammes d'extrait hydroalcoolique sec de capsules de pavot petites, ont donné 1,10 centigrammes de morphine.

Les capsules épuisées par l'eau, puis par l'alcool, ont été soumises à plusieurs décoctions successives dans l'eau distillée. Ces décoctions ont été filtrées bouillantes et le marc soumis à une forte pression. Les liqueurs mélangées et évaporées en consistance sirupeuse ont été traitées par l'alcool à 90°, bouillant, qui en a précipité 2,35 de mucilage. La solution alcoolique évaporée a laissé : extrait sec 1,36, composé de résine 0,16 et de partie soluble 1,20. Ce dernier extrait dissous dans l'eau et traité par le bi-iodure de potassium n'a donné lieu qu'à un précipité imperceptible. Preuve évidente de l'épuisement complet des principes actifs des capsules par les macérations aqueuse et hydroalcoolique.

Tableau 8.

Pédoncules séparés des capsules au disque (longueur de 5 à 10 centimètres). 100 parties contenaient eau 12,74, et ont donné : extrait hydroalcoolique sec, 13 grammes.

Extr. hydroalcool. sec, 13 gr.	Extrait pur.	11,36
	Chlorophylle et résine .	1,64

Les 11 gr. 36 d'extrait dissous dans une faible quantité d'eau et privés de gomme par l'alcool à 90° ont donné : extrait alcoolique sec 4,15 (contenant 0,196 milligrammes de morphine, donc l'extrait hydroalcoolique en contient 1,75 %) gomme et sels 7,21, alcaloïdes 0.

Le marc épuisé par l'alcool à 21°, a été soumis à deux décoctions dans l'eau pure, puis exprimé. Le liquide clair évaporé en consistance sirupeuse a été traité à chaud par l'alcool qui a précipité 3 gr. 72 de mucilage, contenant une faible quantité de gomme. La solution alcoolique a donné 0 gr. 40 d'extrait sec contenant des traces d'alcaloïdes.

Le marc des capsules moyennes épuisé par l'alcool à 21° et l'eau froide a été soumis aussi à plusieurs décoctions successives dans l'eau pure. Après expression, filtration et concentration du liquide à 50 grammes environ, j'y ai ajouté 120 grammes d'alcool à 90°. Le précipité a été séparé du liquide clair au moyen d'une forte expression dans un tissu très-fin. Séché, il pesait 3 gr. 54, très-peu soluble dans l'eau (mucilage). Le liquide alcoolique évaporé à siccité, puis le résidu redissous dans l'eau froide, a laissé 0 gr. 28 de résine insoluble. Extrait sec dissous 1 gr. 11 légèrement amer, ne donnant qu'un très-léger précipité par le bi-iodure de potassium.

De l'examen des tableaux 1, 2, 3, 4, 5, 6, 7, il résulte qu'en moyenne :

	gr.		Extrait hyd. alc. gr.	Extrait aqueux. gr.
100 caps. de pavot grosses, du poids de	1234	donnent	85,00	125,10
100 — — moyennes, —	828	—	42,74	72,52
100 — — petites, —	368	—	17,58	28,44

100 parties en poids de caps. sèches privées de semences, donnent

	Extrait hydr. alc.	Extrait aqueux.
Grosses	13,70	20,16
Moyennes	11,29	19,15
Petites	10,12	16,37

100 parties en poids de capsules (péricarpes, stigmates, disques et semences compris) donnent

	Extrait hyd. alc. sec.	Extrait aqueux sec.
Grosses	6,88	10,13
Moyennes	5,19	8,77
Petites	4,77	7,73

		fr. c.		Ext. hyd. alc. gr.	gr.		fr. c.
100 caps.	grosses coûtant	3 »	et fournissant	85,00,	100	coûtent	3,52
100 —	moyenn. —	2 »	—	42,74,	100	—	4,67
100 —	petites —	1,25	—	17,58,	100	—	7,11
				Extrait aqueux. gr.	gr.		
100 —	grosses —	3 »	—	125,00,	100	—	2,42
100 —	moyenn. —	2 »	—	72,52,	100	—	2,52
100 —	petites —	1,25	—	28,44,	100	—	4,39

Nous voyons donc que relativement à la quantité d'extrait aqueux ou d'extrait hydroalcoolique fourni par les différentes

(*) Quand je dis que 100 grammes d'extrait coûtent 3 fr. 52 c., il est bien entendu qu'il ne s'agit que du prix de la quantité de matière première nécessaire pour obtenir 100 grammes d'extrait. Les frais accessoires de main-d'œuvre et de préparation étant les mêmes, quelle que soit l'espèce de capsule employée, on peut les négliger ou bien en tenir compte sans apporter la moindre modification dans la proportionnalité des prix.

sortes de capsules de pavot, et relativement au prix de revient de l'extrait (si toutefois cette considération peut entrer en ligne de compte quand la qualité d'un produit est en question), il faut préférer les grosses aux moyennes, et celles-ci aux petites.

Mais nous avons vu que les extraits de capsules grosses contiennent plus de morphine que ceux des moyennes, et ceux-ci plus que ceux des petites, donc c'est encore une nouvelle raison de préférer les uns aux autres.

Les expériences cliniques faites avec les sirops diacodes préparés avec des extraits hydroalcooliques de capsules grosses, moyennes et petites, vont aussi motiver notre préférence en démontrant d'une manière positive la différence d'action de ces préparations.

On a généralement constaté que l'extrait hydroalcoolique de pavot blanc exerce sur l'économie une action plus énergique que l'extrait aqueux provenant des mêmes capsules. A quoi faut-il attribuer cette différence? Est-ce que l'alcool faible a enlevé au végétal des principes actifs insolubles dans l'eau, ou bien les a-t-il dissous en proportions plus considérable? L'eau épuise-t-elle les tissus organiques moins complètement que l'alcool faible? Telles sont les questions à résoudre pour avoir l'explication des faits observés.

Pour arriver à la découverte de la vérité, voici les expériences que j'ai entreprises :

100 capsules de pavot blanc grosses, privées de semences, ont été desséchées et réduites en poudre grossière sans résidu. Après le mélange exact des produits obtenus aux différents temps de la pulvérisation, j'ai pris 400 grammes de cette poudre que j'ai divisés en quatre parties égales de 100 grammes chacune. La première partie a été épuisée complètement de ses principes solubles par macération dans l'eau pure; la deuxième par décoction; la troisième par macération dans l'eau acidulée au moyen de l'acide sulfurique;

la quatrième par macération dans l'alcool faible. J'ai converti en extraits secs ces diverses solutions et les extraits ont été pesés, puis redissous dans une faible quantité d'eau pure et traités par de l'alcool à 90° en quantité suffisante pour précipiter toute la gomme et tout le mucilage qui ont été séparés par filtration et expression du liquide alcoolique réduit postérieurement par évaporation au bain-marie en extrait sec, pesé et redissous dans l'eau ; les solutions claires ont été séparées par décantation du dépôt résineux adhérent aux parois du vase et traitées par le bi-iodure de potassium, les unes directement comme étant trop faiblement acides, l'autre après neutralisation de l'acide sulfurique libre par l'ammoniaque liquide.

La gomme a été séparée du mucilage par solution à froid dans l'eau pure, et cette solution traitée par le bi-iodure de potassium n'a donné lieu à aucun précipité. Preuve certaine que ces principes gommeux et mucilagineux ne contenaient pas les moindres traces d'alcaloïdes.

Extrait aqueux par macération dans l'eau pure.			Extrait aqueux par décoction dans l'eau pure.			Extrait aqueux par macération dans l'eau acidulée.			Extrait hydroalcoolique par macération.		
gr. 25,16	Gomme..	16,66	gr. 34,93	G. et muc.	26,39	gr. 28,53	Gomme..	19,98	gr. 16,66	Gomme..	6,67
	Extr. alc.	8,50		Extr. alc.	8,54		Extr. alc.	8,55		Extr. alc.	8,56
										Chloroph. et rés. gr.	1,43 (ch. 0,49; r.. 0,94)
	Morphine.	0,374		Morphine	0,374		Morphine	0,374		Morphin.	0,374

D'après ce tableau, on voit que la quantité d'extrait obtenu d'une égale quantité de capsules, par ces quatre différents traitements, a été différente aussi ; mais la cause de cette variation du poids ne peut être attribuée qu'aux principes gommeux complètement inertes contenus dans chaque extrait en proportion d'autant plus grande que le dissolvant était plus convenable pour la gomme. Ainsi, la décoction a enlevé 26,39 de gomme et de mucilage, la macération dans l'eau acidulée 19,98, la macération dans l'eau pure 16,66, puis la macération dans l'alcool à 56°, 6,67 seulement. C'est à cette moindre quantité de principes inertes que ce dernier extrait doit sa plus grande énergie ; car les extraits alcooliques contenant tous les principes actifs des capsules ont été obtenus en quantité presqu'égale pour chaque extrait, et ces différents extraits ont tous donné une égale quantité de morphine.

On pourrait donc remplacer l'extrait hydroalcoolique par l'extrait aqueux obtenu par macération à froid en employant toutefois trois parties de ce dernier pour obtenir des effets analogues à ceux que produiraient deux parties seulement du premier.

C'est ainsi que se trouvent résolues les questions que je posais tout-à-l'heure.

Expériences cliniques.

Ayant déterminé la quantité de morphine contenue dans les extraits de capsules de pavot grosses, moyennes et petites, j'ai essayé sur moi-même ces différents extraits afin de m'assurer par les effets produits après leur ingestion, si leur action sur l'organisme correspondait à leur composition.

1.° Dans ce but, j'ai pris à cinq heures du soir, quatre heures après le repas du midi, cinq décigrammes d'extrait hydroalcoolique sec de capsules de pavot petites, dissous dans cent grammes d'eau ; à cinq heures et demie j'ai éprouvé un peu de céphalalgie dans la région temporale et orbitaire ; sécheresse de la bouche et de l'arrière-bouche ; rien de particulier du côté des appareils des sens, de l'appareil de la respiration et de la circulation ; l'appareil digestif a été légèrement influencé en ce sens qu'une faible constipation a succédé à l'emploi de l'extrait; à sept heures, repas ordinaire, appétit, digestion facile ; la nuit, sommeil n'offrant rien d'anormal.

2.° Trois jours après cette première expérience et afin de ne plus être sous son influence, j'ai pris à la même heure, cinq décigrammes d'extrait de capsules moyennes ; les effets ont été à peu près les mêmes, mais un peu plus prononcés que précédemment; les pupilles ont été légèrement contractées; la circulation n'a éprouvé aucune modification appréciable; rien du côté de l'estomac; repas à sept heures, digestion facile, constipation.

3.° Trois jours après, cinq décigrammes d'extrait de capsules grosses; à cinq heures et demie, céphalalgie assez forte, congestion cérébrale, chaleur de la face; pupilles contractées après avoir été dilatées d'abord; sécheresse de la bouche, persistant malgré l'usage des boissons qui sont cependant digérées facilement; pouls moins fréquent qu'avant l'expérience. Malgré ces effets plus marqués, comme je n'éprouvais aucune douleur du côté de l'estomac, j'ai essayé de manger à sept heures; comme d'habitude l'appétit fut assez bon, la digestion régulière et suivie d'une constipation plus forte que précédemment; le sommeil plus lourd, sans agitation cependant, et sans rêves; mais il se prolongea plus longtemps que de coutume et ne fut pas réparateur, car le réveil fut accompagné d'un sentiment de fatigue inaccoutumé.

Ces trois expériences nous font déjà remarquer une différence dans l'action de ces trois extraits; mais les résultats n'étant pas assez tranchés pour pouvoir en déduire des conséquences positives, je les ai recommencées en doublant les doses d'extraits et en laissant entre elles un intervalle de quatre jours au lieu de trois.

4.° A cinq heures du soir, ingestion de un gramme d'extrait hydroalcoolique de capsules petites; effets analogues à ceux observés dans la troisième expérience, mais un peu plus prononcés; légère douleur à la région épigastrique, peu d'appétit, digestion pénible, tendance au sommeil, nuit calme; au réveil, tête lourde, fatigue, peu d'appétit, constipation.

5.° Quatre jours après à la même heure, un gramme d'extrait de capsules moyennes; cinq heures et demie, sécheresse très-prononcée de la bouche et de l'arrière-bouche ; céphalalgie assez forte, congestion cérébrale plus grande, battements énergiques des artères temporales, face brûlante ; contraction des pupilles ; circulation ralentie, somnolence ; je me promène pour combattre le sommeil et pour diminuer par la fraîcheur de l'air extérieur la chaleur de la tête ; sept heures, douleur d'estomac, envie de vomir, inappitence complète, l'ingestion d'une faible quantité de boisson est douloureuse ; nuit, sommeil pénible, accélération de la circulation, légère sueur ; le lendemain, céphalalgie, douleur épigastrique, fatigue générale, appétit nul, diète ; le soir tous les phénomènes observés précédemment sont dissipés, il ne reste plus qu'une constipation assez opiniâtre.

6.o Sixième expérience ; ingestion d'un gramme d'extrait de capsules grosses : observation des mêmes effets que dans l'expérience N.° 5, seulement il y a eu vomissement d'une quantité de boisson assez considérable, prise malgré la douleur que sa présence occasionnait à l'estomac, dans le but de rechercher si la soif assez vive serait diminuée ; je ne remarquai pas cette diminution, ni celle de la sécheresse de la bouche ; diète absolue, sommeil agité ; le lendemain, plus de fatigue et doulenr épigastrique plus persistante que dans la dernière expérience.

7.° Septième expérience ; afin d'établir une comparaison fondée entre l'action de l'extrait hydroalcoolique de capsules de pavot grosses et celle de l'extrait gommeux d'opium, quatre jours après la sixième expérience, j'ai pris en une seule fois, quinze centigrammes d'extrait gommeux sec, provenant d'un opium contenant 9,8 % de morphine, dissous dans 100 grammes d'eau pure ; l'amertume de la solution et ses effets sur l'organisme, ont été identiques sous tous les rapports, à ceux observés dans la sixième expérience.

De cet ensemble de faits il m'était dès lors permis de conclure que les extraits hydroalcooliques de capsules de pavot blanc grosses, moyennes et petites, dont la composition avait déjà été constatée par l'analyse chimique, avaient des propriétés médicales correspondant à cette même composition, et d'une énergie huit à neuf fois plus faible qu'une égale quantité d'extrait gommeux d'opium contenant 19 à 20 % de morphine.

Pour compléter ces expériences et obtenir sur les propriétés des divers extraits de pavot une certitude aussi complète que possible, je préparai du sirop diacode avec les extraits de capsules grosses, moyennes et petites. 30 grammes de sirop contenaient 0,30 centigrammes d'extrait hydroalcoolique sec, comme le prescrit le codex. Afin d'éviter l'influence des idées préconçues de la part des expérimentateurs, j'apposai sur les vases contenant ces différents sirops, les lettres A, B, C. Seul, je connaissais la composition du sirop correspondant à chaque lettre. Je les remis alors à M. Delannoy, pharmacien en chef de l'hôpital Saint-Sauveur (Hôtel-Dieu), en lui recommandant de peser très-exactement les quantités prescrites par les médecins, t de les administrer aux enfants après les avoir mélangées d'un poids égal d'eau distillée, afin que, la viscosité du sirop étant moindre, une moindre quantité restât adhérente aux parois internes du vase qui le contenait; du reste après chaque administration de sirop, la bouteille a été rincée avec un peu d'eau et cette solution donnée immédiatement au sujet.

Après avoir fait connaître à M. Brissez, médecin de l'hôpital, chargé du service des enfants, le but que je me proposais, je le priai d'avoir l'obligeance de coopérer à mon œuvre en me prêtant son concours. Je m'empresse de lui témoigner ici toute ma reconnaissance pour l'accueil favorable qu'il fit à ma proposition et le zèle intelligent avec lequel il dirigea les expériences faites d'une manière excessivement précise et soignée, par les deux internes MM. Lemaire et Decanter.

Nous arrêtâmes ensemble la marche à suivre pour obtenir les les meilleurs résultats. Voici comment on procéda :

Nous avons choisi les enfants aussi jeunes que possible comme étant plus sensibles à l'action des opiacés ; ils ont été partagés en séries de trois; et sur des tableaux que j'avais préparés pour cet usage on nota l'âge et le tempérament de chaque enfant; l'état des appareils digestif, circulatoire et respiratoire, ainsi que celui de la pupille avant, pendant et après l'administration du sirop ; la durée de l'action du narcotique et des phénomènes consécutifs.

Pour chaque série, la durée des expériences fut de trois jours. Le premier jour on administra à la même heure, à chaque enfant, une dose égale de sirop A; le lendemain, une dose égale à la première, de sirop B; le surlendemain, une dose égale de sirop C; puis on passa à une autre série sur chacun des individus de laquelle on procéda dans le même ordre, en augmentant la dose de sirop, si les effets produits sur ceux de la première série ou de la série précédente n'avaient pas été assez marqués, ou bien si l'âge de ces nouveaux sujets était plus avancé.

Dix séries ont été l'objet de nos expériences. Aux unes, on administra le sirop à la dose de cinq grammes; aux autres, à la dose de dix grammes, vingt grammes et même trente grammes en une seule fois. De l'observation des notes consignées sur les tableaux qui m'ont été remis, il résulte que presque tous les enfants faisant partie du service, avaient un tempérament lymphatique, étaient âgés de deux à sept ans, affectés de teigne, de scrofule ou de gale; quelques uns avaient des maladies aigues (entérite, entéro-mésenterite, etc.) ; par suite de l'administration du sirop, chez presque tous, contrairement aux adultes, il y eut dilatation des pupilles, ralentissement de la circulation ; chez certains, l'accélération de la circulation fut observée et accompagnée de rougeur à la face, contraction des pupilles, sueurs, sommeil assez profond, trouble de l'appareil digestif. Ce dernier phénomène se remarqua rarement, car le plus souvent quatre heures après l'administration du sirop, ils prenaient leur repas avec autant d'appétit qu'à l'ordinaire ; la constipation fut générale chez tous les sujets; les enfants affectés de maladies aigues et qui ne cessaient de pleurer ni le jour ni la nuit, éprouvèrent un calme salutaire sous l'influence du sirop diacode.

Je transcris ici le procès-verbal dans lequel sont résumés les résultats des expériences cliniques, signé par MM. Brissez, Lemaire et Decanter.

Résultats obtenus dans les différentes expériences faites dans le but de déterminer les propriétés relatives des sirops diacodes A, B, C.

1.re Série d'expériences, à la dose de 10 grammes. — Différence peu sensible, cependant le sirop C a provoqué une somnolence plus marquée. (Expériences des 14, 15, 16 avril 1852).

2.e Série d'expériences, à la dose de 20 grammes.— Le sirop B l'a emporté sur les autres d'une manière très-sensible. (Expériences des 17, 18, 24 avril).

3.e Série idem. — Le sirop C a surpassé les autres d'une manière sensible. (Expériences des 26, 27, 28 avril).

4.e Série idem. — Le sirop B prédomine légèrement. (Expériences des 29, 30 avril, 1.er mai).

5.e Série d'expériences, à la dose de 30 gr. — Le sirop B seul a provoqué un peu de somnolence (Exp. des 4, 5, 7 mai).

6.e Série idem. — Le sirop C a déterminé des effets beaucoup plus marqués que les autres sirops (Exp. des 19, 20, 22 mai).

7.e Série idem. — Le sirop C l'emporte sous tous les rapports (Exp. des 24, 25, 26 mai).

8.e Série idem. — Le sirop C seul a produit un peu d'effet (Exp. des 27, 28, 29 mai).

9.e Série idem. — Le sirop C l'emporte encore (Exp. des 30, 31 mai, 1.er juin.)

10.e Série idem.—Le sirop C prédomine (Exp. des 5, 6, 7 juin).

D'après ce qui précède, on voit que le sirop C ayant surpassé sept fois sur dix les autres sirops, possède des propriétés sédatives plus marquées; qu'ensuite vient le sirop B; et enfin le sirop A qui est le moins actif.

C'est seulement après avoir reçu communication de ce procès verbal que j'ai fait connaître aux médecins la nature des extraits qui avaient servi à la préparation des différents sirops.

Il est donc de toute évidence que le sirop diacode C, préparé avec l'extrait hydroalcoolique de capsules grosses, est plus énergique que le sirop B composé avec l'extrait de capsules moyennes et que le sirop A dont l'extrait de capsules petites est le principe actif. Ces expériences consciencieuses, faites avec autant d'attention que de dévoûment et d'aptitude, confirment pleinement tous les résultats obtenus et consignés jusqu'ici.

Je passe maintenant à un autre ordre de recherches ayant pour but de faire connaître la composition de la plante entière du pavot blanc et de ses différentes parties aux différentes phases de la végétation.

Pour donner à ces expériences toute l'exactitude que je désirais, et pour me convaincre moi-même avant de tâcher de convaincre les autres par les résultats que je me proposais de leur présenter, j'ai cultivé seul les pavots qui devaient servir à mes investigations.

Le mode de culture employé a été celui en plates-bandes en laissant, par le sarclage, entre chaque plante un espace de 15 centimètres environ. Malheureusement le terrain était maigre et je ne pus obtenir que des capsules qui, arrivées à leur plus grand état de développement, égalaient à peine en grosseur les moyennes du commerce. Mais cela n'apporte aucun changement dans les résultats comparatifs.

Le 5 juillet, huit jours avant la floraison, et la végétation étant partout aussi uniforme que possible, je coupai au pied 4 kilogrammes de plantes entières, je les partageai en deux parties égales de 2 kilogrammes chacune. L'une d'elles fut desséchée lentement à l'étuve et pesée. Ce nouveau poids, soustrait du poids primitif, indiquait la quantité d'eau de végétation évaporée. L'autre partie fut réduite en pulpe par contusion dans un mortier de marbre, et j'y ajoutai immédiatement une quantité d'alcool à 90° suffisante pour former, avec l'eau de végétation contenue dans la plante, de l'alcool à 56°. Après huit jours de macération dans un vase hermétiquement fermé, je mis le tout à la presse. Je conservai l'alcoolé et je versai sur le marc quatre fois son poids d'alcool à 56°. Puis, après huit jours, je soumis le marc à une troisième macération. Les alcoolés réunis, passés au travers d'un tissu de coton très-serré, furent distillés pour recueillir l'alcool, et la solution extractive aqueuse restant dans le bain-marie de l'alambic fut évaporée à siccité, l'extrait pesé, puis redissous dans l'eau, qui en sépara la chlorophylle et la matière résineuse grasse qui troublaient la transparence du liquide après la vaporisation de l'alcool; l'extrait obtenu sec par évaporation de la solution filtrée fut pesé, dissous dans deux fois son poids d'eau pure, et la liqueur additionnée d'alcool à 90° en quantité suffisante pour précipiter toute la gomme qui fut séparée par expression, séchée et pesée; la teinture alcoolique évaporée à siccité donna un extrait qui fut pesé aussi. C'est dans cet extrait redissous par l'eau que je recherchai la morphine au moyen du bi-iodure de potassium.

Les pavots récoltés pendant la floraison ont été traités de la même manière.

5 juillet 1851, huit jours avant la floraison.

N.° 1.

PAVOTS BLANCS, PLANTE ENTIÈRE

Fraîche 4,000 g —Séchée 871 g.—Eau °/₀ 78.—Extrait hydro alcoolique sec 240 gr. 27.55 °/₀ de la plante sèche.

Extractif gomm.	Extractif alc.
175 g. 72,9 °/₀	65 g. 27,1 °/₀

Morphine............ 0 g. 74 c. °/₀ d'ext. hyd. alc.

14 juillet 1851, pendant la floraison.

N.° 2.

PLANTE ENTIÈRE

Fraîche 8,404 g.—Séchée 2,101 g.—Eau °/₀ 75 —Extr. hydro alcoolique sec. 442 gr. 21 °/₀ de la plante sèche.

Extractif gomm.	Extractif alc.
329,5 g. 75 °/₀	112,5 g. 25 °/₀

Morphine........... 0 g. 799 °/₀ d'ext. hyd. alc.

Avant de continuer mes recherches, j'ai attendu que les capsules aient acquis un développement assez considérable pour qu'il se soit opéré dans leur composition un changement notable. Comme la floraison, malgré l'uniformité de la végétation des plantes, n'a pas eu lieu pour toutes rigoureusement en même temps, j'ai attaché à la tige de celles dont la corolle s'était épanouie le même jour un petit anneau de laine de même nuance en variant cette nuance chaque jour pour les fleurs nouvellement écloses, afin de distinguer facilement plus tard les différentes plantes et de mieux les classer dans chaque série.

De temps en temps je coupai au pied un certain nombre de plantes entières fleuries le même jour et appartenant conséquemment à la même série; je mis à part les feuilles, les tiges et les capsules, ces dernières séparées des tiges au niveau du disque étaient renversées sur les stigmates, afin de ne pas perdre la goutte volumineuse de suc laiteux sécrétée par les vaisseaux divisés. Puis, chacune de ces parties fut pesée, séchée graduellement à l'étuve, pesée de nouveau après la vaporisation complète de l'eau de végétation, pulvérisée grossièrement et épuisée de tous ses principes solubles par trois macérations successives dans l'alcool à 56° centésimaux. Avant de pulvériser les péricarpes ou parois des capsules, je les ai séparés des semences et tous deux pesés séparément.

Après la distillation et l'évaporation des alcoolés au bain-marie, les extraits secs ont été pesés, puis redissous dans l'eau froide qui en a séparé de la chlorophylle et une substance résineuse grasse, séchées et pesées exactement. La solution aqueuse, évaporée en consistance sirupeuse, a été traitée par un excès d'alcool à 90° qui en a séparé les principes gommeux pesés aussi après dessication, la teinture alcoolique évaporée à siccité et le résidu pesé.

Pour déterminer la quantité de morphine de chaque extrait, une certaine quantité a été dissoute dans l'eau pure et traitée par la solution normale titrée de bi-iodure de potassium jusqu'à cessation de précipité. La quantité de liqueur employée correspondait à la quantité de morphine cherchée.

Ensuite, afin de m'assurer du degré d'épuisement des diverses parties du végétal soumises à la macération, j'ai fait sécher le marc de chaque opération et j'en ai épuisé 100 grammes par l'eau froide de tous les principes restés insolubles dans l'alcool faible. Les macérés réunis ont été évaporés à siccité et les extraits traités comme je l'ai dit plus haut, afin d'obtenir la gomme, le mucilage, l'albumine, l'extrait alcoolique et les alcaloïdes.

Voici les tableaux dans lesquels sont consignés les résultats de ces expériences.

N.° 3. — *Pavots verts récoltés 22 jours après la floraison.*

Fraîches. (Grammes.)	Sèches. (Grammes.)	Quantité d'eau de végétation p. cent de subst. fr.	Rapport en centièmes.	Ext. h. alc. sec de cent parties de substances sèches.	Composition de cent parties d'ext. hydroalcoolique sec.		Principes extraits par l'eau froide pure de cent parties de marc desséché, épuisé préalablement par l'alcool faible.	
Capsules.								
3,801	1,030	72,63	Sem.. 53,39 Péric. 46,61	20,62	Extr. gomm. Extr. alcool. R. gr. et chl. Morphine...	70,70 21,21 8,09 1,363	Extr. gomm.... Muc alb. féc. v. Extr. alcoolique. Alcaloïdes...	3,50 0,41 1,04 Traces.
Feuilles.								
2,752	851	69,00		18,82	Extr. gomm. Extr. alcool. Rés. et chl.. Morphine...	62,50 28,43 9,07 0,562	Extr. gomm... Muc. alb. féc.. Extr. alcooliq. Alcaloïdes...	12,61 6.01 1,70 Traces.
Tiges.								
4,250	940	77,88		13,82	Extr. gomm. Extr. alcool. Rés. et chl.. Morphine...	68,30 20,53 11,17 0,691	Extr. gomm.. Muc alb. féc.. Extr. alcooliq. Alcaloïdes...	3,77 0,43 0,31 Traces.

N. 4. — *Pavots verts récoltés 27 jours après la floraison.*

Fraîches.	Sèches.	Eau p. cent	Rapport	Ext. h. alc.	Composition		Principes extraits	
Capsules.								
4,221	1,270	69,80	Sem.. 56,44 Péric. 43,56	23,63	Extr. gomm, Extr. alcool. Rés. et chl.. Morphine...	70.76 23,07 6,17 1,42	Extr. gomm... Muc. alb. féc.. Extr. alcooliq. Alcaloïdes...	2,36 0,43 1,81 Traces.
Feuilles.								
2,402	900	62,50		16,66	Extr. gomm. Extr. alcool. Rés. et chl.. Morphine...	53,33 35,46 11,21 0,599	Extr. gomm... Muc. alb. féc.. Extr. alcooliq. Alcaloïdes...	10,00 6,88 1,06 Traces.

Tiges.

4,953	1,101	77,77		12,00	Extr. gomm.	64,39	Extr. gomm...	3,19
					Extr. alcool.	21,21	Muc. alb. féc..	0,28
					Rés. et chl..	14,40	Extr. alcooliq.	0,36
					Morphine...	0,852	Alcaloïdes ..	Traces.

N.° 5. — *Pavots verts récoltés 32 jours après la floraison.*

Capsules.

3,302	10,10	69,39	Sem.. 56,70	20,45	Extr. gomm.	68.66	Extr. gomm....	2,72
			Péric. 43,30		Extr. alcool.	22,22	Muc. alb. féc. v.	0,34
					Rés. et chl..	9,12	Extr. alcoolique.	1,47
					Morphine...	1,499	Alcaloïdes...	Traces.

Feuilles.

1,551	640	58,70		18,75	Extr. gomm.	64,16	Extr. gomm..	16,40
					Extr. alcool.	25,00	Muc. alb. féc..	2,80
					Rés. et chl..	10,80	Extr. alcooliq.	1,09
					Morphine...	0,937	Alcaloïdes...	Traces.

Tiges.

4,053	941	76,78		11,68	Extr. gomm.	72,72	Extr. gomm..	3,13
					Extr. alcool.	14,45	Muc. alb. féc..	0,36
					Rés. et chl..	12,83	Extr. alcooliq.	0,47
					Morphine...	0,817	Alcaloïdes ..	Traces.

N.° 6.—*Pavots verts, presque mûrs, récoltés 37 jours après la floraison.*

Capsules.

2,620	1,090	58,39	Sem.. 57,79	18,47	Extr. gomm.	64,70	Extr. gomm. .	3,23
			Péric. 42,21		Extr. alcool.	27,05	Muc. alb. féc.	0,43
					Rés. et chl..	8,25	Extr. alcooliq.	0,76
					Morphine...	1,653	Alcaloïdes...	Traces.

Feuilles.

751	600	20,00		18,33	Extr. gomm.	54,54	Extr. gomm...	15,00
					Extr. alcool.	30,00	Muc. alb. féc.	5,00
					Rés. et chl..	15,46	Extr. alcooliq.	2,28
					Morphine...	0,623	Alcaloïdes...	Traces.

Tiges.

3,352	1,000	70,14		10,00	Extr. gomm.	64,00	Extr. gomm...	4,05
					Extr. alcool.	23,00	Muc. alb. féc..	0,30
					Rés. et chl..	13,00	Extr. alcooliq.	0,70
					Morphine...	0,877	Alcaloïdes...	Traces.

N.° 7.—*Pavots mûrs, (couleur blanc grisâtre), 47 jours après la floraison.*

Capsules.

1,052	610	42,00	Sem.. 58.00	15,50	Extr. gomm.	40,00
			Péric. 42,00		Extr. alcool.	51,50
					Rés. et chl..	8,50
					Morphine...	1,213

N.° 8. — *Pavots mûrs, séchés sur pied, (couleur gris fauve), 57 jours après la floraison.*

Capsules.

581	543	7,00	Sem.. 58,1	14,00	Extr. gomm.	35,00
			Péric. 41,9		Extr. alcool.	53,20
					Rés. et chl..	11,80
					Morphine...	0,963

L'examen comparatif de ces huit tableaux nous fait voir que la quantité d'eau contenue dans chaque partie des plantes décroît en raison des progrès de la végétation ; que la quantité d'extrait hydroalcoolique, obtenue dans presque toutes les expériences, décroît dans les mêmes proportions ; que ces extraits contiennent d'autant moins de gomme et d'autant plus de morphine que l'âge de la plante est plus avancé ; que, dans la préparation des extraits, les différentes parties qui les produisent sont parfaitement épuisées de tous leurs principes actifs par trois macérations successives de cinq à six jours chacune ; qu'enfin, la quantité de morphine qui avait augmenté depuis le commencement du développement du végétal jusqu'à une époque voisine de sa matûrité, commence à diminuer depuis ce moment jusqu'à la dessication de la plante sur pied.

La proportion des semences aux péricarpes a été en moyenne de 56,73 à 43,26 pour cent, tandis que pour les capsules du commerce elle a été de 44,45 à 55,55. Cette différence tient à deux causes : 1.° malgré l'indéhiscence des capsules de pavot blanc, il arrive fréquemment que les opercules de celles du commerce, récoltées généralement trop tard, sont assez retractés pour laisser échapper une certaine quantité des semences les moins volumineuses ; par conséquent, la quantité de ces semences est moindre qu'elle ne doit être réellement, ce qui n'a pas eu lieu pour les capsules que j'ai récoltées moi-même ; 2.° les capsules de ma culture ayant acquis un moindre développement que celles du commerce, étaient composées d'un tissu cellulaire moins dense, contenant moins de matière ligneuse incrustante que ces dernières ; par suite, la densité des semences, à peu près la même de part et d'autre, s'est trouvée relativement plus grande que celle des péricarpes.

De plus, il est à remarquer que la proportion des semences aux péricarpes a été en raison directe de l'accroissement du végétal; ceci s'explique parfaitement par l'augmentation croissante de la densité des semences qui contiennent d'autant moins d'eau de végétation que leurs sucs propres sont plus complètement élaborés, et qu'elles approchent davantage de la maturité.

Puisqu'il est ici question des semences, je ferai connaître l'analyse que j'en ai faite dans le but de découvrir si elles contiennent quelques principes narcotiques.

Pour cela, j'ai pris 100 grammes de semences mûres, que j'ai mises à l'étuve pour les priver complètement de leur eau hygrométrique ; puis, après les avoir pesées, je les ai réduites en pâte très-fine dans un mortier en porcelaine ; cette pâte assez molle a été introduite dans un vaisseau de verre et épuisée complètement de toute l'huile qu'elle contenait au moyen de l'éther sulfurique bouillant ; le résidu a été ensuite traité à plusieurs reprises par l'alcool à 90° bouillant, enfin épuisé par l'eau. Les liqueurs provenant de chaque traitement ont été mises à part et évaporées au bain-marie.

L'huile a été introduite dans une bouteille et fortement agitée pendant plusieurs jours avec un mélange d'eau et d'acide sulfurique, afin d'enlever les alcaloïdes ou leurs sels qui auraient pu être dissous dans le corps gras ; après repos et décantation, l'acide a été neutralisé par le carbonate de magnésie, et la solution saline évaporée et traitée dans un état de concentration convenable par la solution titrée de bi-iodure de potassium qui n'y a produit aucun précipité. De là j'ai conclu que l'huile ne contenait aucun alcaloïde.

La solution alcoolique, évaporée jusqu'à volatilisation complète de tout l'alcool, a laissé un résidu ayant une saveur sucrée d'abord, puis âcre ensuite ; lequel, traité à chaud par l'eau distillée, s'est séparé en deux parties, l'une soluble, l'autre insoluble ; puis, le tout fut versé sur un filtre préalablement mouillé, qui retint de l'huile tenant en dissolution une résine âcre, et qui laissa passer au travers de ses pores un liquide incolore, de saveur sucrée légèrement amère, dans lequel ni la liqueur de Barreswil, ni la potasse caustique ne purent décéler la présence du sucre, mais qui traité par la solution de biiodure de potassium donna lieu au précipité caractéristique des sels de morphine. La quantité de cet alcaloïde indiquée par la liqueur d'épreuve peut être évalué à 3 milligrammes pour 100 grammes de semences.

La solution aqueuse contenait une grande quantité de gomme et de mucilage qui en ont été précipités par l'alcool en excès. La liqueur alcoolique filtrée, évaporée en consistance convenable, a été traitée aussi par le bi-iodure de potassium qui n'a donné lieu à aucune réaction. Ce qui prouve que les semences avaient été épuisées complétement par l'alcool de tous les principes narcotiques qu'elles contenaient. (1)

---

(1) Dans les fermes du Nord et du Pas-de-Calais, on a l'habitude lorsqu'on engraisse les bêtes bovines et ovines, de mélanger chaque jour à leurs aliments une certaine quantité de tourteaux d'œillettes (papaver somniferum nigrum) réduits en poudre grossière On a remarqué généralement que sous l'influence de ce régime les animaux sont portés au sommeil ; cette action narcotique des aliments doit être, dans le principe, défavorable à leur assimilation ; mais peu à peu par suite de l'accoutumance, ces effets deviennent moins sensibles et la santé des bestiaux, ainsi que leur engraissement n'en souffrent nullement.

Notre savant collègue, M. Loiset, médecin-vétérinaire, membre de la Société centrale de médecine du département du Nord, m'a engagé à faire l'analyse de ces tourteaux, afin de savoir la quantité de morphine qu'ils contiennent en moyenne. Je me suis empressé de me rendre à son désir et voici le résultat que j'ai obtenu.

Composition de 100 parties de tourteaux d'œillettes.

	gr. mill.
Eau	14,952
Huile	9,012
Résine	0,400
Gomme, matière sucrée / Albumine végétale, sels solubles	18,086
Résidu organique et inorganique	57,543
Morphine de	0,007 à 1 centigr.
	100,000

Semences 100 gr.	Eau hygrométrique.....	8,160
	Huile	56,250
	Résine âcre...........	0,200
	Gomme, mucilage, matière sucrée, albumine, sels solubles	10,150
	Morphine	0,003
	Résidu organique et inorganique	25,237
		100,000

Conclusions générales.

Des recherches faites dans ce travail, il résulte que :

1.° Des trois sortes commerciales de capsules de pavot blanc variété longue, les grosses fournissent plus d'extrait hydro-alcoolique et plus d'extrait aqueux que les moyennes, et celles-ci plus que les petites ;

2.° L'extrait hydroalcoolique obtenu des capsules grosses, contient plus de morphine que celui obtenu des capsules moyennes, et celui-ci plus que l'extrait des petites ;

3.° L'extrait hydroalcoolique des capsules grosses a des propriétés hypnotiques et sédatives plus énergiques que celui des capsules moyennes et des petites ; il est à l'extrait gommeux d'opium, contenant 20 °/ₒ de morphine, comme 1 est à 8 ;

4.° L'extrait hydroalcoolique des capsules de pavot blanc n'est supérieur à l'extrait aqueux des mêmes capsules que parce qu'à poids égal il contient moins de principes gommeux inertes que ce dernier ;

5.° L'extrait hydroalcoolique et l'extrait aqueux obtenus tous deux par suite de l'épuisement de quantités égales de mêmes capsules de pavot, contiennent l'un et l'autre une égale quantité de principes actifs ; le poids seul des extraits est différent ;

6.° Le pavot blanc (plante entière) et ses parties (capsules, feuilles, tiges,) contiennent de la morphine aux différentes phases de leur développement;

7.° La quantité de morphine contenue dans les différentes parties du pavot, augmente en raison directe des progrès de la végétation ; l'époque à laquelle les capsules contiennent le plus de morphine précède un peu le moment de la matûrité des semences. La matûrité des semences se reconnaît à ce que les capsules, jusqu'alors vert glauque, passent au vert blanchâtre. En secouant un peu la tige qui supporte te fruit, on entend alors que les semences détachées de leurs trophospermes viennent heurter avec bruit les parois internes du péricarpe. C'est donc un peu avant ce léger changement de nuance qu'il faut récolter les capsules destinées â l'usage médical ;

8.° Après la matûrité du fruit la quantité de morphine décroît dans toute la plante ;

9.° Si les capsules grosses contiennent plus de morphine que les moyennes et les petites, ce n'est pas parce que la végétation des premières est plus avancée que celle des autres, c'est parce que leurs sucs propres sont plus riches et mieux élaborés, la vitalité étant plus énergique ; ce qui le prouve c'est que des poids égaux de capsules grosses, moyennes et petites récoltées à la même époque et soumises à l'analyse, ont donné des quantités de morphine proportionnées à leur volume ;

10.° Sur le même sol, parmi les plantes levées en même temps, les plus faibles parcourent toutes les phases de leur végétation plus promptement que les plus fortes ;

11.° Les semences contiennent des principes narcotiques ; l'huile qui en est extraite en est dépourvue. La morphine à l'état de combinaison saline paraît exister surtout dans l'épisperme ;

12.° Le biiodure de potassium fait découvrir des quantités infinitésimales de morphine ; par suite de cette propriété, il peut servir à la préparation d'une liqueur d'épreuve titrée, au moyen de laquelle on détermine facilement la richesse d'un opium quelconque ou d'un composé opiacé.

13.° Eclairé par les lumières de l'expérience, je proposerai pour la préparation de l'extrait hydroalcoolique de pavot blanc le mode opératoire suivant :

♃. Capsules *grosses* de pavot somnifère blanc (sous variété longue), récoltées un peu avant la maturité des graines. Q. S. Séparez les semences des péricarpes, desséchez ceux-ci dans une étuve dont la température, élevée progressivement, ne dépasse jamais 100° centigrades. Réduisez-lez en poudre grossière et faites-les macérer dans sept fois leur poids d'alcool à 56° centésimaux pendant cinq à six jours. Passez avec expression ; conservez le liquide et faites de nouveau macérer le marc pendant le même temps, dans six parties d'alcool faible ; opérez comme précédemment et faites une troisième macération dans cinq parties d'alcool au même degré ; réunissez les alcoolés ; recueillez l'alcool par distillation au bain-marie ; filtrez le liquide aqueux afin d'en séparer la résine, la chlorophylle et la matière grasse qui, maintenues en suspension au moyen de principes gommeux, en troublent la transparence ; puis évaporez la colature au bain-marie ou dans le vide à siccité, d'après le procédé de M. Grandval, de Reims ; détachez l'extrait par percussion et conservez dans des vases parfaitement bouchés (cet extrait est très-hygrométrique) ;

14.° L'extrait étant obtenu à l'état sec, comme je viens de le dire, je proposerai encore aux rédacteurs du prochain Codex de prescrire son emploi *exclusif* pour la préparation du sirop diacode, en conservant pour ce médicament les proportions d'extrait et de sirop indiquées aujourd'hui, ainsi que le même *modus faciendi*, en recommandant toutefois de laver exactement le filtre avec une portion de l'eau mise en réserve.

V. MEUREIN, *Ph.*

Lille Imp. de Lefebvre-Ducrocq.

www.ingramcontent.com/pod-product-compliance
Ingram Content Group UK Ltd.
Pitfield, Milton Keynes, MK11 3LW, UK
UKHW012303240726
13966UKWH00004B/1606